Steed Dölger

MIŁOŚĆ – Przeznaczenie Człowieka

Steed Dölger

MIŁOŚĆ
Przeznaczenie Człowieka

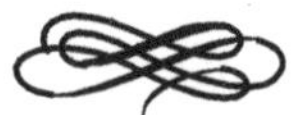

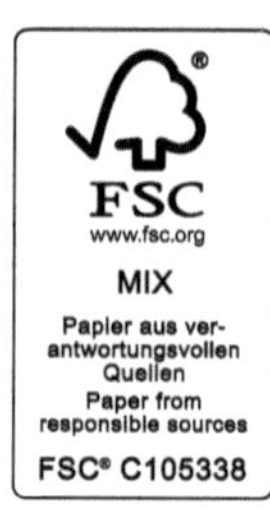
FSC
www.fsc.org
MIX
Papier aus ver-
antwortungsvollen
Quellen
Paper from
responsible sources
FSC® C105338

*Książka ta poświęcona jest
Całemu Boskiemu Stworzeniu.
Niech wszystkie Istoty rozpoznają
znowu Swoje Boskie Światło.*

Spis treści

Słowo wstępne

Moja długoletnia praca nauczyciela duchowego pokazuje, że w dzisiejszym czasie coraz wiecej ludzi otwartych jest na rozwój duchowy. Ludzie uświadamiają sobie, że są duchowymi istotami i chcą świadomie iść drogą ku Światłu. Ma to ogromny sens, ponieważ Kosmiczny Rozwój człowieka i Ziemi znajduje się w okresie przejściowym do Złotej Ery.

W tym przejściowym okresie muszą być jednak rozwiązane powikłania i błędne interpretacje Boskiej Miłości. Nadszedł czas, aby ludzie uświadomili sobie, że otwarcie się na prawdziwą Miłość jest ich przeznaczeniem.

To oznacza, być zawsze otwartym i szczerym. Żeby właściwa duchowość człowieka mogła znaleźć odzwierciedlenie w jego codziennym życiu, wskazana jest modlitwa, medytacja i własna odpowiedzialność.

Oddana w ręce czytelnika książka przedstawia fascynującą drogę rozwoju człowieka. Życzę Tobie czytelniku błogosławionego i pełnego miłości wejścia w świat duchowy z celem „poznania samego siebie".

Steed Dölger, Troisdorf, wrzesień 2004 r.

Rozdział pierwszy

O Miłości

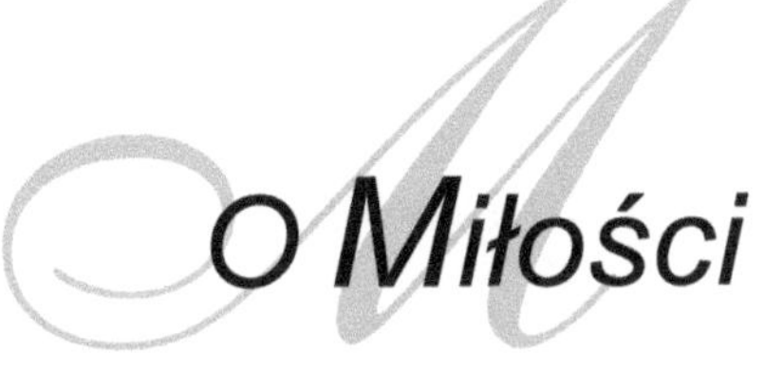

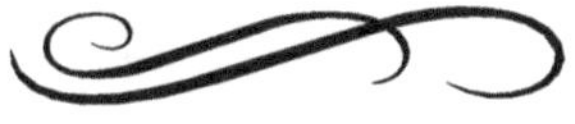

Miłość.
Miłość bez końca.

Miłość jest w każdym sercu.
Miłość jest od rana do wieczora.
Miłość jest drogą i celem.
Miłość jest światłem światów.
Miłość jest największą siłą twórczą.
Miłość jest prawem kosmosu.
Miłość jest w świetle i w ciemności.
Miłość jest najwyższą energią.

Miłość jest najwyższą istotą.
Miłość nie zna granic.
Miłość nie zna przestrzeni.
Miłość nie zna czasu.

Miłość jest odurzona miłością.

Miłość jest stanen bycia.
Miłość jest pierwotną formą istnienia.

Miłość jest przeznaczeniem człowieka.
Miłość jest piękna, czysta i pełna siły.
Miłość jest na jawie i we śnie.

Miłość jest górą i dołem.
Miłość jest porządkiem i chaosem.
Miłość jest wielkością i punktem
Miłość jest kołem i spiralą.
Miłość jest przezwyciężeniem tego wszystkiego.
Miłość jest po prostu energią.

Miłość jest ludzkością.
Miłość jest wszystkim, co jest stworzone
Miłość jest kosmosem.
Miłość jest wszechświatem.
Miłość jest wszystkim.
Miłość jest Bogiem.

Miłość jest wieczna i nie zna końca.
Miłość.

O wszystkim co istnieje

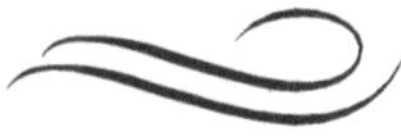

Wszystko, co istnieje jest dźwiękiem.
Wszystko, co istnieje jest kolorem.
Wszystko, co istnieje jest światłem.
Wszystko, co istnieje jest Miłością.
Wszystko, co istnieje jest bytem.
Wszystko, co istnieje jest Bogiem.

Wszystko, co istnieje, jest prawdziwe w Miłości.
Wszystko, co istnieje, jest prawdziwe w Bogu.

Wszystko, co istnieje, jest Miłością,
jest Świadomością.
Wszystko, co istnieje jest Miłością.

Wszystko, co istnieje, dźwięczy światłem istnienia.
Wszystko, co istnieje, tańczy światłem istnienia.
Wszystko, co istnieje, wibruje światłem istnienia.

Wszystko, co istnieje,
również najmniejszy
kosmiczny pyłek,
jest wszechmocny w swojej świadomości.

Wszystko, co istnieje,
również najmniejsza
komórka ciała człowieka,
jest pełna mocy w swojej świadomości.

Wszystko, co istnieje i nie wierzy
że jest Miłością,
jest poprzez to rozpoznanie
dzieckiem Miłości.

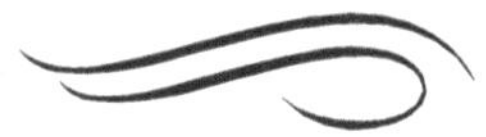

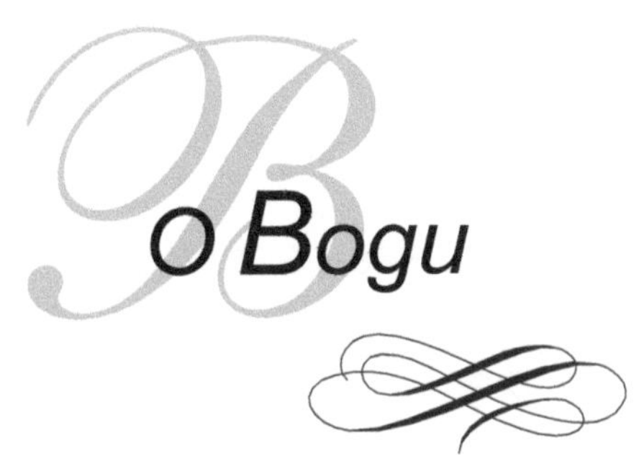

Rozdział trzeci

O Bogu

Bóg.

Bóg jest.

Bóg jest Miłością.

Bóg jest początkiem.

Bóg jest końcem.

Bóg jest we wszystkim.

Bóg jest niewyrażalny.

Bóg jest bez granic.

Bóg jest ponad przestrzenią.

Bóg jest ponad czasem.

Bóg jest przezwyciężeniem wszystkiego.

Bóg jest Miłością.

Bóg jest.

Bóg.

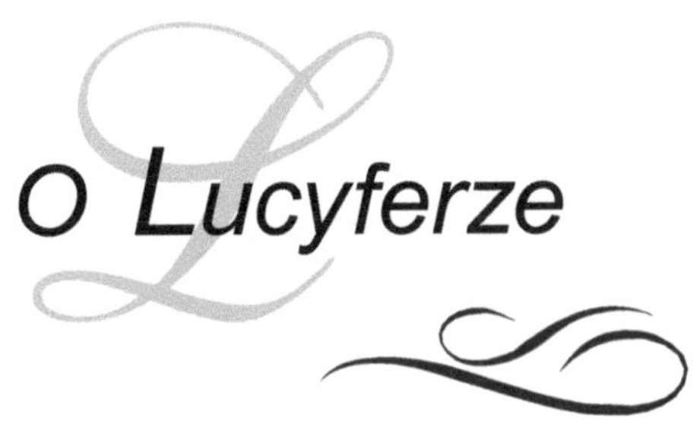

Czwarty rozdział

O Lucyferze

Lucyfer,
ten rzekomy książę ciemności,
on modli się do mocy Miłości

Lucyfer,
nosiciel światła,
on nosi Miłość na rękach.

Lucyfer,
ten nie doceniony,
on znajdował się zawsze w świetle.

Lucyfer,
książę rozpoznania,
on był zawsze pełen Miłości.

*Lucyfer,
on przynosi Światło.*

*Lucyfer,
on przynosi umiejętność rozpoznania.*

*Lucyfer,
on przynosi umiejętność podejmowanie decyzji.*

*Lucyfer,
poprzez swoje światło
umożliwia
człowiekowi
wstąpić w Kosmiczny Rozwój.*

*Lucyfer,
poprzez swoje światło
umożliwia człowiekowi
powrót do światła*

*Lucyfer
był potrzebny dla rozwoju człowieka,
by ten nie musiał
żyć w wiecznej ciemności.*

*Niezależnie od tego
Ziemia jest jeszcze planetą ciemności,
ponieważ ludzkość
jeszcze ciemność trzyma.*

*W człowieku
ciemność jeszcze istnieje,
ta ciemność
w człowieku
będzie jednak przezwyciężona.*

*Ponieważ człowiek
w swojej Istocie
jest czystą Boską Miłością.*

Piąty rozdział

O *Stworzeniu*

Przed początkiem
nie było nic,
nie było świadomości Boga.

Na początku
Bóg rozpoznał siebie jako świadomość.

Na początku
było słowo,
słowo stało się
dzwiękiem,
wibracją,
tonem AUM
i rozpoczęło się teraźniejsze Stworzenie.

A duch jest Miłością, wiecznym bytem.
A duch jest duszą wszystkiego.
A duch jest Bogiem.

Bóg kocha wszystko co istnieje
i jest Miłością.
Bóg jest Miłością.

Bóg
stworzył Ziemię,
żeby
istoty Miłości
mogły tam
świadomie doświadczyć Miłości.

Ponieważ wszystkie Istoty
są w Świetle i Miłości,

Ponieważ wszystkie Istoty
są Światłem i Miłością.

I taką istotą Miłości
jest również
człowiek.

On jest istotą świetlistą Boga.

*Na podstawie swojego podobieństwa
z Bogiem
człowiek jest w stanie
napełniać materię światłem.*

*Być człowiekiem znaczy
być nosicielem światła.*

*Być człowiekiem znaczy
wnosić światło w materię.*

*Być człowiekiem znaczy
transformować siebie i materię w świetle.*

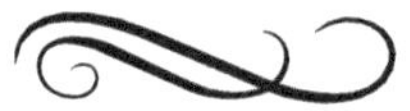

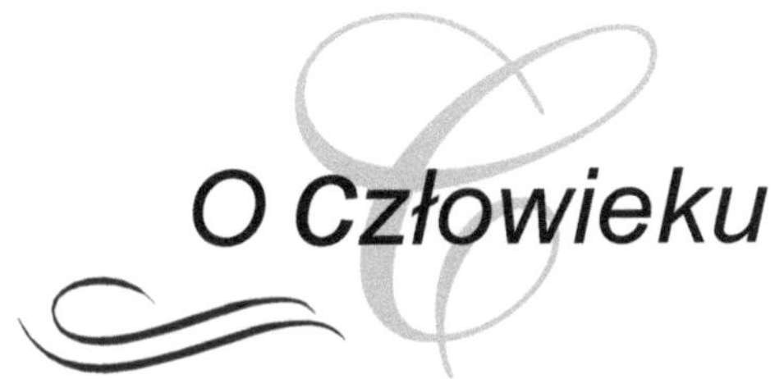

Rozdział szósty

O Człowieku

Na początku
Niebo i Ziemia były jednością.

Na początku
człowiek był
świadomie w niebiosach.

Na początku
nie był on w stanie
czegokolwiek rozróżniać.

I wychodząc z Jedności
człowiek poszedł
drogą dualności.

*I wychodząc z Jedności
człowiek stanął
na drodze
rozpoznania.*

*I wychodząc z Jedności
idąc poprzez światło rozpoznania
człowiek
stanął na drodze odróżniania.*

*Człowiek
jest tak pełen Światła i Miłości,
że stworzył w sobie możliwość
oddzielenia się od Boga.*

*Człowiek
kocha tak bardzo Boga
i jest tak pełen Światła i Miłości,
że ściąga
ciemność kosmosu na siebie,
aby rozjaśnić go w swoim świetle.*

*Człowiek,
jest tak pełen Światła i Miłości,
że wytwarza światło w ciemności.*

*Najwyższa forma
separacji
i poznanie dualności,
było konieczne
dla rozwoju
człowieka.*

*Obecny rozwój
ludzkości
umożliwia jednak
przezwyciężenie
tego podziału w Złotej Erze.*

*Człowiek,
chociaż jest dzieckiem Miłości
w świetle stworzenia świata
często już nie wierzy,
że jest dzieckiem Miłości.*

To jest błąd, w którym on żyje.

*To jest błąd,
który mu umożliwia
oddzielenie się w ciemności
od wszystkiego, co istnieje w świetle.*

Człowiek,
zafascynowany swoimi uwikłaniami
w materialnym bycie
nie rozpoznaje swojej prawdziwej natury
w świetle.

On nie identyfikuje się już więcej
ze swoją Boskością.

On nie wierzy już w to,
że pochodzi od Boga.

Nadszedł czas,
aby człowiek
otworzył znowu swe oczy
dla Światła.

Nadszedł czas,
aby człowiek
uświadomił sobie znowu Światło,
którym jest w rzeczywistości.

Nadszedł czas,
aby człowiek odrzucił przekonanie,
że ciemność jeszcze istnieje.

*Dla ludzi
nadszedł czas,
dopuścić przedstawienie o
przezwyciężeniu ciemności,
aby znaleźć świadomie Jedność.*

*Człowiek nie znalazł się w dualności
wskutek swoich grzechów,
o nie!*

*On znalazł się w dualności,
aby rozpoznać się poprzez światło,
dzięki Bożej łasce.*

*Człowieku,
zrozum, że nadszedł Twój czas.*

*Czas ciemności już mija!
Światło jest znowu wszędzie.*

*Człowieku,
przypomnij sobie, że jesteś w świetle.*

*Człowieku,
przypomnij sobie, że to Ty jesteś światłem.*

*Przypomnij sobie
jako Istota Świetlista,
że jesteś istotą Światła i Miłości.*

*Przypomnij sobie
jako Istota Miłości,
że transformujesz siebie i materię w światło.*

*Przemień ciężkie energie
w bardziej świetliste.*

*Przemień ciemną materię w światłość.
Czyń to w Miłości
i idź ku Światłu.*

*Jesteś Światłem.
Jesteś Miłością.*

*Jesteś Światłem i Miłością,
tak jak Światło i Miłość są jednością.*

*Jesteś Istotą,
która w taki sposób jest nie tylko objektem,
ale również subjektem Miłości.*

*Jesteś Istotą,
która posiada
niezwykłą zdolność Miłości.*

*Jesteś Istotą,
u której
najwyższą formą wyrażenia Miłości
jest czysta Miłość.*

*Jesteś Istotą,
która na podstawie
swojej dualnej świadomości
jest w stanie
być świadomie Miłością.*

*Nawet
dla aniołów w niebiosach
nie jest to
w ten sposób możliwe,
chociaż są one
wszechstronną Miłością.*

*Człowieku
rozpoznaj,
że to różni Ciebie
od innych istot.*

*Jesteś twórcą
Twojej Miłości,
jesteś twórcą
samego siebie.*

*Możesz to sprawić tylko
dzięki łasce Boga.*

*Uwierz znowu w swoje Światło.
Uwierz znowu w swoją Miłość.
Uwierz znowu w swoją Boskość.*

*Ty to potrafisz.
Używaj swojej zdolności rozpoznania.*

*Ty to potrafisz.
Używaj więc Twej wolności decyzji.*

*Ty to potrafisz.
Wykorzystaj więc Twoją wolną wolę
i zdecyduj się.*

*Bądź znowu Światłem.
Bądź znowu Zrozumieniem.
Bądź znowu Jednością.*

*Usłysz
w sobie radość całego bytu.*

*Usłysz
w sobie śpiew niebios.*

*Usłysz
w sobie przesłanie światła:*

*Ty jesteś w Świetle.
Ty jesteś Światłem Wszechczasów.
Ty jesteś Kim Jesteś.
Ty jesteś Jednością ze wszystkim.
Ty jesteś Jednoścą z Bogiem.*

*Ciemność jest przezwyciężona.
Ciemność jest w świetle.*

Otwórz się i bądź gotów.

*Bądź
gotów
jako Pracownik Światła
do powrotu
do Światła.*

*Najpierw jednak
zanim będziesz wracać
uwolnij się od wszystkich powiązań,
które masz jeszcze w materialnym świecie.*

*Przypomnij sobie,
że Twoje ciało
jest świątynią Twojej duszy.*

*Przypomnij sobie,
że jako Istota
z ducha i materii
możesz
przezwyciężyć ciemność.
poprzez Twoje Światło.*

*Przypomnij sobie,
że Twój duch panuje nad materią.
Twój duch materializuje się jako Światło.
Twój duch jest Światłem w Świetle.*

*Przypomnij sobie,
że poprzez Miłość i Światło
przezwyciężasz w sobie
koło nowych narodzin.*

Przypomnij sobie:
Ty jesteś tak pełen Światła,
że przezwyciężysz narodziny i śmierć.

Przesłanie Miłości brzmi:
Człowieku, przezwycięż swoje ograniczenia.
Człowieku, przezwycięż swoją śmiertelność.

Jesteś dzieckiem Światła,
i wszystkie energie Światła
są do Twojej dyspozycji.

Możesz przemienić Twoje ciało
w czyste Światło
i połączyć się znowu
z boskim Światłem.

Jest to najpiekniejsze przesłanie, jakie możesz
otrzymać:

Ty jesteś w Świetle.
Ty to osiągnąłeś.
Doświadcz więc teraz swojej boskości.

Ciemność naprawdę nie istnieje.
Jest jeszcze tylko w Twoim przekonaniu.

*Uwolnij się do Twoich
wyobrażeń i identyfikacji.
Uwolnij się od Twoich
uwarunkowań i kompromisów.*

*Nie jesteś niewolnikiem materii.
Jesteś Światłem,
które rozjaśnia materię.
Jesteś mocą Światła.
Jesteś istotą Miłości.
Jesteś istotą Boską.*

*Miłość tworzy istoty podobne Tobie.
Miłość jest tą siłą, która Tobą kieruje.
Miłość jest tą siłą, która Ciebie rozjaśnia.
Miłość jest tą siłą, która Ciebie łączy.
Miłość jest tym, z czego Ty się składasz.
Miłość jest Twoją prawdziwą naturą.*

*Wierz w siebie i w swoją moc!
Wierz w moc Twojego Światła!
Wierz w moc Twojej Miłości!*

*Ani jedna
ludzka dusza
nie zginie
w stworzonym przez Boga świecie!*

*Ani jedna
ludzka dusza
nie będzie
zapomniana
w stworzonym przez Boga świecie.*

*Ani jedna
ludzka dusza
nie zostanie
potępiona.*

*I wytwarzające radość
boskie orędzie
brzmi:*

*Niebo i Ziemia
będą znowu Jednością
w Erze Zjednoczenia
w Złotej Erze,
w człowieku,
bo zjednoczenie nastąpi w nim.*

*To prawdziwa odnowa.
To prawdziwe uzdrowienie człowieczeństwa.*

*Wszystkie dusze
wstąpią znowu w Światło Miłości.*

*Ciesz się,
bo wszyscy ludzie będą znowu
jednością z Bogiem,
ponieważ ani jeden człowiek nie opuścił nigdy
Boga!*

*Ciesz się,
bo niebo i Ziemia będą znowu połączone.*

*Ciesz się
i świętuj
to Kosmiczne Wesele
w ogrodzie Twojej duszy.
Ciesz się,
to jest Twoje zadanie.*

*Ciesz się,
to jest Twoja droga, Twój cel.*

*Ciesz się,
Bóg dziękuje Tobie,
tak jak Ty jemu dziękujesz.*

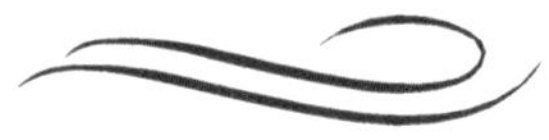

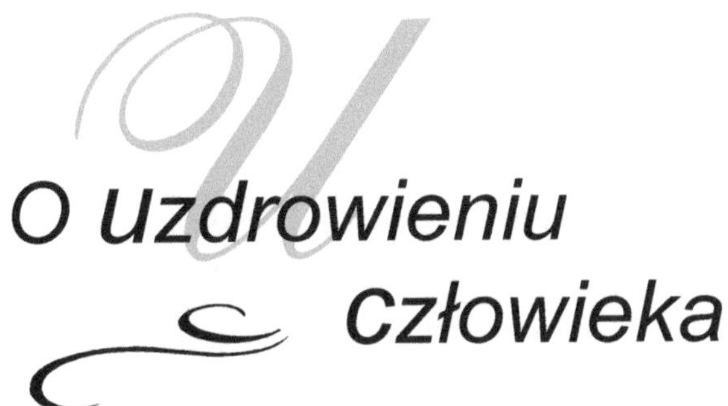

Siódmy rozdział

O Uzdrowieniu człowieka

Miłość jest największym Uzdrowieniem.
Miłość jest najwyższym Światłem.
Miłość jest największą Mocą.

Wszystkie dusze są
światłem i Miłością.
i dusza człowieka
jest tym również.

Dlatego też
tylko Miłość
może naprawdę
uzdrowić człowieka.

*Człowiek staje się chory,
gdy odwróci się od Miłości.*

*Człowiek wraca do zdrowia,
gdy znowu otworzy się na Miłość.*

*Prawdziwe uzdrowienie człowieka
ma miejsce zawsze w Miłości.*

*Prawdziwe uzdrowienie człowieka
jest zawsze uzdrowieniem
dla człowieka,
dla człowieczeństwa,
dla Ziemi i całego kosmosu.*

*Takie uzdrowienie jest prawdziwą mocą,
wytwarza ono radość i Miłość
w Tobie.
Takie uzdrowienie
prowadzi do zrozumienia,
że wszystko jest ze sobą połączone.*

*Uzdrowienie to
wytwarza w Tobie potrzebę
przebaczenia sobie
i wszystkim innym istotom.*

*Człowieku zrozum,
że wszystkie istoty
są braćmi i siostrami
w Świetle!*

*Zrozum,
że ani niepokój
ani brak jedności nie może egzystować,
ponieważ w Tobie jest harmonia i pokój.*

*Jak możesz być w ogóle smutny,
zmartwiony i zgorzkniały,
jeśli jesteś pewien,
że pochodzisz od Boga?*

*Smutek i zgorzkniałość
czynią Ciebie twardym i nieustępliwym
a to nie odpowiada
Twojej prawdziwej naturze.*

*Twoja prawdziwa natura
przynosi wszystkim istotom harmonię
i pozbawiona jest wszelakiej dysharmonii.*

*Bądź więc
szczęśliwy, ponieważ jesteś dzieckiem szczęścia.*

Jak możesz uważać,
że prowadzisz uduchowione życie,
jeśli nie jesteś szczęśliwy,
jeśli masz wątpliwości,
i odczuwasz gniew i złość?

Ty jesteś Istotą Światła i Miłości.

Możesz siebie zaakceptować
w grze Światła.

Możesz siebie zagubić
w grze Miłości.

Możesz być
w grze Miłości, taki jaki jesteś.

Zaakceptuj siebie takim, jakim jesteś.

Zrozum,
że każde życie, w którym naprawdę przeżywasz
Twoją duchową naturę napełnia Cię Miłością.

Pozwól, aby życie Twoje
było wypełnione szczęściem i pokojem.

*Pozwól, aby każda istota
mogła korzystać z Twojego szczęścia.*

Rozpoznaj się!

*Twój byt jako człowiek
jest najwyższą formą realizacji życia.*

*Człowieku,
rozpoznaj się.*

*Człowieku,
rozpoznaj Twoje Wyższe Ja.*

*Człowieku,
rozpoznaj się we wszystkim.*

*Człowieku,
rozpoznaj się jako Jedność.*

*Człowieku,
rozpoznaj się jako Istota Boska.*

*Człowieku,
rozpoznaj swoją prawdziwą naturę.*

Człowieku,
rozpoznaj, że pochodzisz od Boga.

Pochodzić od Boga znaczy:

Widzieć wszystko w Miłości.
Przyjąć wszystko w Miłości.
Zaakceptować wszystko w Miłości,
takim, jakie jest.
Kochać wszystko w Miłości,
zgodnie z Twoją naturą.

Poprzez to uda Ci się, przebaczyć samemu
sobie.
Poprzez to uda Ci się, przebaczyć wszystkim
istotom.

Przebaczyć znaczy:
Wszystko zaakceptować takim, jakie jest.

Zaakceptować znaczy -
przyjmij rzeczywistość tak,
jak rozpoznajesz ją w Twoim świecie.

Zaakceptować rzeczywistość znaczy -
poznać samego siebie.

Zaakceptuj siebie całkowicie.
Zaakceptuj siebie takim, jakim jesteś.
Zaakceptuj Twoje ciemne strony.
Zaakceptuj i wybaw je w Twoim Świetle.

Wybawienie Twoich ciemnych stron
jest najważniejszym,
najtrudniejszym
i najpiękniejszym zadaniem
Twojego życia.

Zajmuj się świadomie wszystkim,
co Twoja dusza Tobie uświadamia.

Tylko w taki sposób rozpoznasz Twoje
przeznaczenie.
Tylko w taki sposób uświadomisz sobie Twoje
zadanie.
Tylko w taki sposób doznasz prawdziwego
uzdrowienia:

Uzdrowienie Twojego braku zrozumienia.
Uzdrowienie pychy Twojego ego.
Uzdrowienie Twojego ludzkiego uwikłania.

Uzdrowienie Twojego
negatywnego nastawienia do Boga.

*Przestań narzekać na tę rzekomą nieprzyjemną
samotność.*

Samotność istnieje tylko w Twoim wyobrażeniu.

*Jesteś również uzdrowiony, gdy jesteś sam.
Jesteś również w Bogu, gdy jesteś sam.*

Uświadom to sobie.

Wstąp w Jedność z Bogiem.

*Komunikuj się
ze wszystkimi duszami
zarówno z duszami ludzi,
jak również z duchami zwierząt i roślin.*

*To przyniesie Ci prawdziwe uzdrowienie
i oznacza jedność ze światem duchowym.*

*Rozmawiaj ze wszystkim, co Istnieje.
Ty to przecież potrafisz.*

*Jesteś Istotą Światła i Miłości.
Musisz sobie to tylko przypomnieć.*

*Wejdź
z Miłością w kontakt ze wszystkim, co jest.*

*Przyjmij
Twój Kosmiczny Rozwój.*

*Zaakceptuj znowu Twoje prawdziwe ludzkie istnienie.
Zaakceptuj znowu Twoją prawdziwą formę bycia.
Zaakceptuj zwowu Twoje wizje.
Zaakceptuj znowu Twój śmiech.*

Śmiech uzdrawia Ciebie i wszystkie istoty.

*Śmiać się znaczy - być wesołym.
Śmiać się znaczy - mieć otwarte serce.
Śmiać się znaczy - połączyć wszystko w Miłości.*

Śmiej się w Miłości i znajdź w sobie humor.

*Humor
jest zawsze czymś
łączącym,
czymś radosnym
w rzekomym chaosie
ludzkiej próżności.*

Raduj się, śmiej się i doświadczaj własnego humoru!

*Na pewno masz powód do tego,
przecież jesteś już w niebiosach,
a tam panuje zawsze
radość i śmiech.*

Śmiej się, módl się, pracuj i bądź szczęśliwy.

*Dziękuj
Stwórcy, że jest Ci to dane.
Dziękuj
Stwórcy, że wolno Ci być człowiekiem.*

*Dlatego też:
Naucz się cierpieć nie narzekając.
Naucz się cierpieć i bądź radosny.
Naucz się cierpieć i chwal
imiona Boga.*

*Ponieważ życie jest piękne.
Ponieważ życie jest cudowne.
Ponieważ życie jest pełne Światła.
Ponieważ życie jest pełne Miłości.
Ponieważ życie jest pełne wartości.*

*To jest przesłanie Miłości
dla Twojej duszy.*

*Nie ma nic piękniejszego,
nic bardziej wartościowego dla Ciebie,
niż żyć własnym życiem.*

*Człowieku,
raduj się,
ponieważ nadszedł czas
Miłości i wybawienia!*

Rozdział ósmy

O dźwięku

– muzyce Miłości –

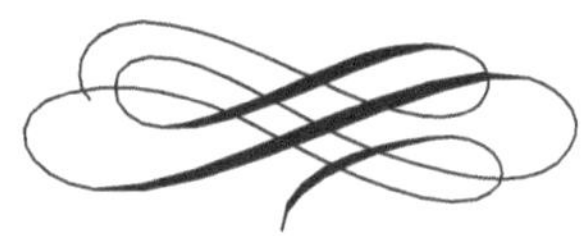

Wszystko, co jest,
jest Miłością, prawdą i dźwiękiem.

Wszechświat jest dźwiękiem.
Świat jest dźwiękiem.

Nawet najmniejsza Twoja komórka
składa się z dźwięku,
ponieważ światło i dźwięk są Jednością.

Każda
energetyczna wibracja
znajduje swój wyraz
przez jej indywidualny dźwięk.

Ten dźwięk można słyszeć,
ale słyszysz go
tylko częściowo w Twoich uszach.

Za to Twoje serce słyszy wszystkie dźwięki,
ponieważ w Twoim sercu
słyszysz Miłość.

Twoje serce to siedziba
Miłości i absolutnej Prawdy.

Poprzez serce słyszysz,
co naprawdę jest,
ponieważ poprzez serce jesteś połączony
ze wszystkim, co istnieje, z każdym dźwiękiem.

Jeśli nie słyszysz
już więcej pieśni
chwalących stworzenie,
to Twoje wewnętrzne ucho jest zamknięte.

To jesteś
w Twoim wnętrzu skostniały
i nie jesteś tak słyszalny
jak by to było możliwe.

*To nie oddajesz się
dźwiękowi stworzenia.*

*Chcesz znowu słyszeć dźwięk
i doznać uzdrowienia,
to zajmuj się muzyką,
ponieważ również ona
może Ciebie uzdrowić.*

*Jest to muzyka natury
i muzyka kosmosu,
która dociera do twórczych istot
i muz i przetwarzana jest przez
zdolnych muzyków
w muzykę słyszalną.*

Muzyka jest wyrazem Miłości.

*Wszyscy wielcy muzycy
są tak pełni Miłości,
że serca ich przepełnione są
dźwiękiem
i wibracją muzyki Miłości.*

*Wasi znani kompozytorzy są
ludźmi o wysokim stopniu rozwoju duchowego.*

*Oni tak naprawdę
nie komponują muzyki.*

*Oni,
całowani poprzez muzy,
słyszą ją w niebiosach.*

*Wsłuchuj się,
żeby Twoje serce nie stwardniało
i abyś mógł
się rozpoznać i zrozumieć
jako brat i siostra
natury i stworzenia.*

*Nadszedł czas,
abyś znowu otworzył Twoje serce na to.*

*Nadszedł czas,
abyś pobłogosławił naturę
i wszystko, co w niej
żyje i kocha.*

*Pobłogosław wszystko, co spotykasz,
w Miłości!*

*To pomoże Ci
być znowu w nurcie życia.*

*W taki sposób
przekazujesz te wartości innym,
które
sam otrzymałeś.*

*Również anioły
i wszystkie istoty światła
wsłuchują się
w ten nieskończony dźwięk świata.*

*Wszystko wsłuchuje się
z zachwytem i szczęściem:
W najróżniejsze rodzaje dźwięku:
W dźwięk wody,
W dźwięk źródła,
W dźwięk strumyka,
W dźwięk rzeki,
W dźwięk morza.*

*Woda symbolizuje również czystość
i jest
zmaterializowanym
w dźwięku połączonym światłem.*

A więc oczyść się w tym dźwięku.

*Dźwięk wody
odczujesz tam, gdzie on ciebie od razu dotknie.*

*On uspokoi Ciebie.
i zaprowadzi Cię
do Twojego własnego dźwięku,
do Twojego własnego bytu.*

*Dźwięk wody
uzdrowi Ciebie,
jeśli poprzez
Twoje przywiązanie do materii
nie będziesz słyszał Twoim wewnętrznym uchem.*

*Dźwięk wody,
otworzy Twoje wewnętrzne ucho
na boską wibrację,
na kosmiczny dźwięk.*

*Kosmiczny Dźwięk
jest Twoją prawdziwą istotą,
bo Ty jesteś wibracją Miłości.*

*A więc wsłuchuj się w dźwięk wody,
ażebyś mógł być uzdrowiony.*

Tak jak ten dźwięk wody
Ciebie uzdrawia,
uzdrawiaj
również Ty wodę poprzez Twój dźwięk.

Ponieważ Ty jesteś
istotą światła,
możesz błogosławić
źródła,
strumyki,
rzeki i morze,
ażeby stały one się jaśniejsze
poprzez Twoją Miłość,
ponieważ Miłość
nie jest nigdy jednostronnym procesem.

Tylko to ma sens.
Tylko tak jesteś w nurcie życia.
Tylko w taki sposób jesteś Istotą Światła.
Tylko w taki sposób jesteś Istotą Miłości.
Tylko w taki sposób jesteś Istotą Stworzenia.

Bądź o tym przekonany,
że woda i istoty w wodzie
tęsknią za Twoją uzdrawiającą Miłością.

*Tak jak Ty jesteś uzdrawiającą Miłością
dla wszystkich istot,
tak też uzdrawiająco działają na Ciebie
wszystkie dźwięki natury:
śpiew
wiatru w drzewach,
śpiew ptaka
i cykanie świerszcza.*

*Wszystkie dźwięki natury uzdrawiają Ciebie.
Każdy dźwięk jest Miłością, która Ciebie uzdrawia.*

*Jeśli ktoś jest zdania, że śpiew ptaka
nie ma nic wspólnego z muzyką, to się myli.*

W taki sposób ptaki chwalą całe Stworzenie.

*Wszystko, co wychwala Stwórcę,
ma tą samą wibrację
i jest wyrazem jednej prawdziwej Miłości.*

*Dla Ciebie jako istoty duchowej
śpiew jest całkiem naturalnym stanem,
gdy nie znajdujesz się na Ziemi.*

Również anioły spiewają w niebiosach.

*A więc możesz się znowu na to otworzyć,
chwalić wszystko, co istnieje,
poprzez Twój śpiew.*

*Muzyka jest
boską wibracją, która Ciebie otwiera.*

*Muzyka jest
boską wibracją,
która otwiera Twoje serce
na harmonię bytu.*

*Śpiewaj z Miłością,
ponieważ
kosmos jest pełen dźwięku,
jest pełen pieśni chwalących świat.*

Otwórz się na ten dźwięk.

Oddaj się Twojej własnej melodii.

*Jeśli oddasz się Twojemu dźwiękowi,
oddasz się też Twojej melodii.*

Ponieważ
wtedy czujesz Twoje bogactwo światła.

Ponieważ
wtedy też czujesz swoją zdolność Miłości.

Ponieważ
wtedy wsłuchujesz się w swoją Boską muzykę.

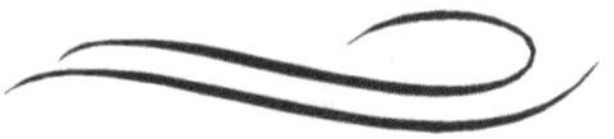

Rozdział dziewiąty

O tańcu
- grze światła -

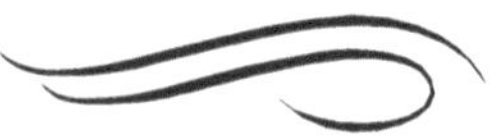

Shiva tańczy
Boski taniec
Kosmiczny taniec,
taniec atomów,
taniec Stworzenia.

Cały
kosmos,
wszystkie istoty,
wszystkie anioły,
cały byt
wibruje
i
tańczy.

*Będąc Istotą Światła,
będąc Istotą Miłości,
jesteś również wibrującą istotą,
jesteś również tańczącą istotą.*

Wibrować znaczy – być nie związanym!

Tańczyć znaczy – być nie związanym!

*Wibracja i taniec
uwolni Cię
od gry iluzji na Ziemi
i przez to doświadczysz
gry Miłości w Tobie.*

Miłość jest zawsze czymś, co nie wiąże.

*Miłość nie da się uwiązać.
Miłość nie da się trzymać.*

*Wyrazem
Miłości jest
łączyć,
a samemu
nie być uwiązanym.*

*To gra Miłości,
a w tańcu posłyszysz
dźwięczny wyraz
tej gry.*

*W tańcu oddasz się
całkowicie Twojej wibracji
chwaląc przez to całe Stworzenie.*

*Każda Twoja komórka ciała
wibruje i tańczy
poprzez chwalenie całego Stworzenia
w świetle i ona jest światłem.*

*Taniec jest wyrazem
Twojej wdzięczności,
że możesz być tutaj na Ziemi.*

*Tym razem nie było łatwo,
wcielić się na Ziemi,
ponieważ bardzo wiele istot
na to czekało.*

*Podziękuj więc Bogu
i chwal go bezustannie.*

Ponieważ jest to największe szczęście,
jakie sobie możesz wyobrazić.

Dlatego bądź szczęśliwy, śpiewaj i tańcz!

Śpiewając i tańcząc
jesteś szczęśliwy,
a to jest naturalny wyraz
Twojego bytu od samego początku.

Tańcz człowieku,

abyś mógł rozbroić
Twoją zgorzkniałość,
Twoją stwardniałość,
Twój egocentryzm.

Tańcz człowieku,

w świetle, ponieważ jesteś tancerzem światła.

Tańcz człowieku,

ponieważ poprzez Twój taniec,
który jest pełen Miłości i oddania,
chwalisz Stwórcę.

O świetle i kolorach
- Życie jest kolorowe -

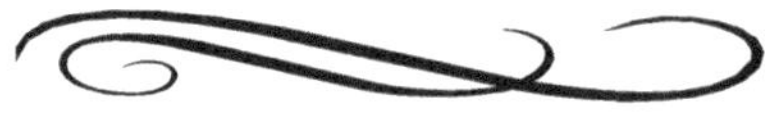

Tak jak Miłość
wyraża się w formie dźwięku,
wyraża się ona również
we wszystkich formach
światła.

Te formy
światła widzisz
jako kolory.

Cały byt jest Światłem.
Cały byt jest Miłością.
Cały byt jest kolorem.

*Człowieku rozpoznaj,
że jesteś dzieckiem Światła.*

*Człowieku rozpoznaj,
że jesteś dzieckiem Miłości.*

*Człowieku rozpoznaj,
że jesteś dzieckiem kolorów.*

*Jesteś malarzem
Twojej rzeczywistości,
ponieważ Twoje życie
jest odzwierciedleniem Twoich przekonań.*

*I w zwierciadle Twoich przekonań
rozpoznasz,
że życie jest piękne i pełne kolorów,
ponieważ przebiega ono w chwale Miłości,
w której wolno Ci żyć.*

*Człowieku
nie zapominaj o tym,
ponieważ
jesteś stwórcą
Twojego życia.*

*Człowieku,
nie zapominaj o tym,
aby Twoje życie nie stało się
szarym i smutnym.*

*Ty rozstrzygasz o tym,
na ile kolorowe jest Twoje życie.*

Zdecyduj się!

*Jesteś pełnym kolorów i światła,
Twoje życie będzie również pełne kolorów,
Twoje życie będzie również pełne światła.*

*Jeśli odwrócisz się
od
światła i od kolorów,
jesteś ciemny, i ciemność Ciebie otacza.*

*Cały smutek,
cała ciemność i zgorzkniałość
są tylko zmaterializowanym strachem
i obawami z Twoich wyobrażeń.*

*Pracując z kolorami,
wnosisz światło w Twoje życie.*

*Cała ciemność i cały smutek
rozpuszczają się w kolorach światła.*

*Tak jak natura lśni we wszystkich
kolorach światła,
możesz i Ty błyszczeć
wszystkimi jego kolorami.*

*Pozwól, aby kolory tańczyły
w Twojej świadomości,
a Twoje życie zmieni się w radość,
w spokój
i przepych kolorów tego świata.*

*Ponieważ Ty jesteś dzieckiem słońca.
Ponieważ Ty jesteś dzieckiem światła.
Ponieważ Ty jesteś wieczną
jasno świecącą radością.*

*Każdy pojedynczy kolor
jest symbolem
jednego aspektu
Twojej świadomości,
a Ty
jesteś sumą wszystkich kolorów.*

Jeśli pracujesz z kolorami,
rozpoznasz siebie
przez wybór Twoich kolorów
i otrzymasz dostęp
do Twojej świadomości.

Twoja świadomość wyraża się również
przez kolor złoty.

Ponieważ teraz rozpoczyna się
znowu Złota Era.

A w Złotej Erze złoty kolor
jest naturalnym wyrazem
człowieka,
ponieważ człowiek jest w Bogu,
tak jak Bóg jest w człowieku.

Kto znajduje się w kolorze złotym,
nie może być w ciemności.
Kto znajduje się w świetle,
nie może się załamać.

W świetle znikają wszystkie cienie,
tak jak rozgoryczenie
może egzystować tylko w ciemności.

*Dlatego też praca z kolorami
może mieć na Ciebie uzdrawiające działanie.*

*Ponieważ
Ty jesteś pełen kolorów.*

*Ponieważ
Ty jesteś wieczny.*

*Ponieważ
Ty jesteś przepełnioną kolorami radością.*

Rozdział jedenasty

O komunikacji
- wymianie w kosmosie -

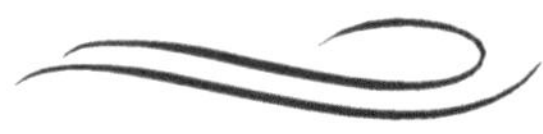

*Wszystkie istoty
komunikują się ze sobą w świetle.*

*Wszystko jest świadomością
i jest ze sobą połączone.
Wszystko jest w ruchu i
wszystko chce być we wszystkim
i wie o swoim powiązaniu.*

*Tak więc Ty jako człowiek
jesteś powiązany ze wszystkim,
co istnieje,
powiązany z całym bytem.*

*Również jako człowiek
komunikujesz się
i jesteś powiązany
z Bogiem.*

*Jest to możliwe,
ponieważ Twoja dusza,
w ludzkim wcieleniu
przebywa jednocześnie w niebie.*

*Dlatego też
komunikacja
jest nie tylko wymianą informacji
ale również
potwierdzeniem
Kosmicznego Połączenia.*

*Dlatego też jesteś
istotą komunikatywną.*

*To jest Twoja natura,
dlatego też komunikuj się świadomie.*

*Przypomnij sobie, że możliwy jest dla Ciebie
dostęp
do wszystkich części Twojej świadomości.*

*Przypomnij sobie, że możesz mieć dostęp
do wszystkich wcieleń i cykli Ziemi,
które kiedykolwiek przeżyłeś.*

*Ponieważ jesteś Tutaj i Teraz
sumą wszystkich Twoich
doświadczeń i wcieleń.*

*Ponieważ masz dostęp do wszystkiego,
pozwól, aby Twoja świadomość
komunikowała się również
z Twoimi ciemnymi aspektami,
ażeby mogły one się rozjaśnić.*

*Poprzez to nauczysz się,
z Miłością komunikować się
z Tobą,
ze wszystkimi ludźmi,
ze wszystkimi istotami światła.*

Przypomnij sobie, że Ty to potrafisz.

*Przypomnij sobie, że możesz
znowu dopuścić
komunikację tego rodzaju
w swojej świadomości.*

*Przypomnij sobie, że na duchowej płaszczyźnie
jesteś połączony ze wszystkim, co istnieje.*

*Uświadom sobie, że żyjesz w czasie,
w którym nie porozumiewasz się świadomie
ze światem roślin
i zwierząt.*

*Tylko niewiele
bardzo mądrych dusz wie,
że możliwa jest
komunikacja
ze światem roślin,
ze światem zwierząt
i nawet
ze światem minerałów.*

*Słuchaj,
jak istoty z tych światów próbują
rozmawiać
z Tobą,
ponieważ są one na to otwarte.*

Świat roślin mówi do Ciebie -

Otwórz się!

Świat zwierząt mówi do Ciebie -

Otwórz się!

Świat minerałów mówi do Ciebie -

Otwórz się!

Otwórz Twoje serce
i odczuj swoje połączenie ze Wszystkim.

Rozmawiaj ze Wszystkim, co istnieje,
i łącz się ze Wszystkim.

Miłość jest
językiem Twojego serca,
językiem,
który wszystko łączy.

Ty to potrafisz, a więc miej odwagę.

Jest Twoim przeznaczeniem,
wsłuchiwać się w świat roślin, zwierząt
i minerałów,
wysłuchać wszystkie duchy natury,
dewy i anioły.

*Pozwól im wejść do Twojego serca,
ażeby mogły zaznać Twojej Miłości.*

*Rozszerz w ten sposób Twoją świadomość,
ponieważ to jest Twoje zadanie
w świetle Miłości.*

*Pozwól, aby cały świat
mógł się zmieniać poprzez Miłość Twojego serca.*

*Komunikuj się ze wszystkim
i żyj połączony ze światem.*

Prawdziwa komunikacja oznacza

*zrozumienie własnej
wszechogarniającej boskości.*

Prawdziwa komunikacja oznacza

*uzdrowienie i wejście w jedność ze wszystkim
i z Bogiem.*

*Przekaż to wszystkim istotom
i wszystkim światom.*

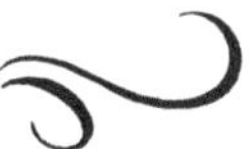

Dwunasty rozdział

O Twoim istnieniu
we wszechświecie

*Człowieku,
zrealizuj teraz to,
co zaplanowałeś
przed Twoim obecnym wcieleniem
jako Kosmiczna Świadomość.*

*Człowieku,
Ciesz się, ponieważ Królestwo Niebieskie już
się otwiera.*

Jesteś wolny i możesz spełnić Twoje zadanie.

*Nigdy nie powinna wyczerpać się Twoja radość.
Nigdy nie powinna skończyć się Twoja
wdzięczność.*

*Twoja wdzięczność Bogu Miłości.
Twoja wdzięczność Bogu, który Ciebie wybawił.*

*Dziękuj jemu,
ponieważ
już teraz jesteś wybawiony.*

*Dziękuj jemu,
ponieważ
teraz wybawiane będą również inne istoty.*

*Twoje wybawienie
zawdzięczasz łasce Boga.
Wybawienie wszystkich istot
następuje poprzez Twoją łaskę.*

*Zrozum to,
ponieważ jesteś odpowiedzialny za wszystko,
co się dzieje.*

*Zrozum to,
że przyszedł czas
na spełnienie Twojej misji
wybawienia wszystkich istot.*

*Zrozum,
że masz to wypełnienia misję światła.*

Zrozum,
że masz do spełnienia misję Miłości
i że poprzez spełnienie tej misji
doznasz Twego uzdrowienia.

Zrozum,
że doznasz swego uzdrowienia poprzez to
niekończące się czynienie dobra dla Stworzenia.

Zrozum, że być człowiekiem
znaczy - być Światłem.

Zrozum, że być człowiekiem
znaczy - nosić Światło w sobie.

Zrozum, że być człowiekiem znaczy
- przekazywać Światło.

Ty jesteś zwiastunem Światła,
ponieważ nosisz światło w sobie.

Dlatego też przekazuj swoje Światło innym.

Czy świat ma coś z tego,
że masz Światło w sobie?

*Czy służy to
wszystkim innym istotom,
jeśli nie przekażesz Twojego Światła innym?*

*Będąc nosicielem Światła
musisz przekazywać go innym.*

*Jesteś odpowiedzialny
za przekazywanie Światła,
za przekazywanie Światła
wszystkim istotom
i za to,
że poprzez Twoje Światło
kosmos bedzie rozjaśniony.*

Miej zawsze w pamięci:

*Kto ma uszy do słuchania, niech słucha.
Kto ma oczy do patrzenia, niech patrzy.
Kto szuka Królestwa Bożego –
niech go szuka w sobie.*

Ponieważ Królestwo Boga jest w Tobie.

*Ponieważ Twoje ciało jest
świątynią Twojej duszy.*

*Ty przeżywasz tylko
konsekwencje Twojego działania.*

*Ty przeżywasz tylko
Twoją rzeczywistość.*

*Ty przeżywsz tylko to,
co stwarzasz w Twoim wewnętrznym świecie.*

Ty sam stwarzasz sobie swój świat.

*Nie możesz nic i nikogo
czynić za to odpowiedzialnym.*

*Minał już czas narzekania
Minał już czas użalania się.*

*Nie ma już piekła.
Piekło rozjaśniło się od Miłości.*

*Ponieważ jesteś już w Świetle,
ponieważ Ty jesteś wybawionym Światłem.*

*Ponieważ Ty jesteś w rzeczywistości
wybawionym Lucyferem*

*A wiec nie użalaj się i nie narzekaj,
a ciesz się i świętuj.*

*Bądź wesoły i uskrzydlony,
ponieważ jesteś wolny.*

*Ponieważ jesteś w Złocie,
i Ty jesteś tym Złotem.*

*Ponieważ jesteś w Świetle,
i Ty jesteś tym Światlem.*

*Wszystko jest Światłem, tak jak Ty jesteś w Świetle.
Ponieważ wszystko jest dzwiękiem, tak tak Ty jesteś
dzwiękiem.
Ponieważ wszystko jest śpiewem niebios.*

*Chwal imię Pana Boga bez końca,
ponieważ wszystko dąży do zakończenia misji.*

*Ty nie przyszedłeś na świat,
żeby głosić i pouczać,*

o nie!

Ty przyszedłeś na świat, aby zakończyć misję.

*A więc śpiewaj razem z innymi
i bądź w harmonii ze wszystkim.*

*A więc śpiewaj w harmoni z innymi
przy każdej nadarzającej się okazji.*

*A więc śpiewaj z innymi
Twoją pieśń pochwalną w Kosmicznym Chórze.*

*Ciesz się bez końca
i bądź nieskończenie szczęśliwy.*

*Ciesz się,
Ty jesteś Alfą i Omegą.*

*Ciesz się,
ponieważ jesteś wyrazem Boskiej Miłości.*

*Ciesz się, ponieważ otwarte już jest
Królestwo Niebieskie.*

*Człowieku, ciesz się,
Ty odkrywasz Królestwo Niebieskie
znowu w sobie.*

OM SAI RAM

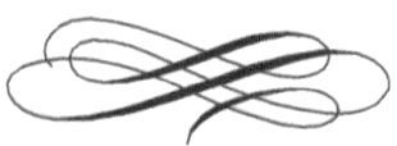

O autorze Steed Dölger:

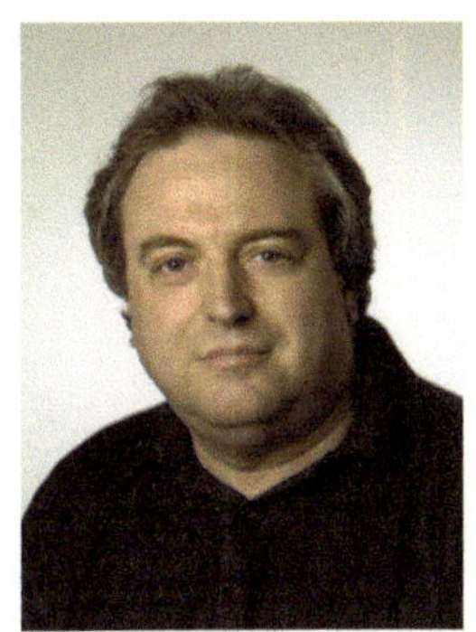

W jego tradycji ludzie prowadzeni są na ich drodze ku Światłu, na złotej drodze serca.

Zanurzając się w Świetle jego Miłości ludzie przypominają sobie o swoim boskim pochodzeniu. Poprzez „rozpoznanie samego siebie" uświadamiają oni sobie, że Miłość jest ich właściwym przeznaczeniem.

Kontakt

www.steed-doelger.de

*W razie pytań dotyczących tłumaczenia proszę
skontaktować się z tłumaczem:
www.dantra.net*

dantra.schmaus@gmx.de

Liebe – Die Bestimmung des Menschen
(niemieckie wydanie oryginalne)

Tłumaczenia:
(do 2016 r.)

Love - The Nature of Man

Amour - La destinée de l'homme

Liefde - De bestemming van de mens

Amore - Il destino dell'uomo

Miłość – Przeznaczenie Człowieka

Любовь – Предназначение Человека

W przygotowaniu:

języki hiszpański, grecki, chorwacki